岭南中医药文库·典籍系列

时疫核标蛇症治法

清·李守中 编

广东省出版集团
广东科技出版社
·广州·

图书在版编目（CIP）数据

时疫核标蛇症治法/（清）李守中编．—影印本．—广州：广东科技出版社，2009.3
（岭南中医药文库．典籍系列）
ISBN 978-7-5359-5029-1

Ⅰ．时…　Ⅱ．李…　Ⅲ．鼠疫—外治法　Ⅳ．R259.168

中国版本图书馆 CIP 数据核字（2009）第 004913 号

责任编辑：苏北建
封面设计：丁青云　李　宏
责任校对：陈杰锋
责任印制：严建伟
出版发行：广东科技出版社
（广州市环市东路水荫路 11 号　邮码：510075）
E - mail：gdkjzbb@21cn.com
http://www.gdstp.com.cn
经　　销：广东新华发行集团股份有限公司
印　　刷：广州市岭美彩印有限公司
（广州市花地大道南海南工商贸易区 A 幢　邮码：510385）
规　　格：889mm×1 194mm　1/32　印张 2　字数 40 千
版　　次：2009 年 3 月第 1 版
2009 年 3 月第 1 次印刷
定　　价：16.00 元

《岭南中医药文库》组委会

《岭南中医药文库》编委会

《岭南中医药文库》出版工作委员会

主　　任　陈　兵　黄达全

副 主 任　崔坚志　傅东伟　苏北建

项目策划　李希希　邵水生　苏北建

项目组成员　苏北建　李希希　邵水生　邓　彦
丁嘉凌　吕　健　郭怡甘　严建伟
吴丽霞

《岭南中医药文库·典籍系列》选编工作委员会

序

岭南，在传统上是指越城、大庾、骑田、都庞、萌渚五岭以南的地区。这个地区的地理和人文环境富有特色，是我国地域文化中的重要分支。广东是岭南地区的核心地域，近代以来社会经济和科技文化发展均走在地区的前列。在这里，传统中医药以独特的作用深得人们信赖，一直呈现生机勃勃的局面。

二〇〇六年以来，广东省委、省政府先后出台了多个促进广东中医药发展的重要文件，提出要将广东从『中医药大省』建设成为『中医药强省』，这无疑为广东中医药的腾飞增添了巨大的推动力。其中，《岭南中医药文库》（以下简称《文库》）的出版就是一项具体的措施。遵《文库》编委会之嘱作序，略述感言如下。

一

从中国文化发源来看，中国文化的主流发源于中原一带。中医药学是从中原传入岭南的。晋代有葛洪、支法存、仰道人等活跃于广东，唐代开始有李暄《岭南脚气论》等以岭南为名的方书，可见医学与岭南挂钩，岭南医学成为中医药学科的一个分支，为时至少已有千多年了。

晋唐时期，岭南的中医学就已经体现出自身的特色，例如在研究当时流行的脚弱病（脚气病、维生素B_1缺乏之症）方面成果突出。唐代《千金要方》卷七论风毒状第一：『论曰，考诸经方往往有脚弱之论，而古人少有此疾，自永嘉南渡，衣缨仕人多有遭者，岭表江东有支法存、仰道人等，并留意经方，偏善斯术，晋朝仕望多获全济，莫不由此二公。』可见岭南医学善于创新。另外，从《千金要方》、《外台秘要》、《肘后备急方》等书中还可见葛洪、支法存等对蛊毒、沙虱热（恙虫病）、疟疾、丝虫、姜片虫等传染病有不少治疗方药，对岭南热带地区传染病的研究成就亦较为突出。这些成就不是由中原带来，而是吸取多地民间医药精华，加以总结得之。

宋代开始，岭南医学界人才辈出。先有陈昭遇，开宝初年至京师为医官。陈昭遇与王怀隐等三人历时十一年编成《太平圣惠方》；又与刘翰、马志等九人编成《开宝新详定本草》二十卷。绍兴年间（公元一一三七年），潮阳人刘昉著的《幼幼新书》为岭南儿科学的发展奠定了良好的基础。可见宋代岭南已有国家级的医家出现。元代释继洪撰《岭南卫生方》，其中就收录了不少宋代医家的经验方，标志着具有岭南特色的方药学已初步形成。

明清时期是岭南中医学大发展的年代。明代，有丘濬、盛端明等有名望的医家出现；还有浙江人王纶所著的《明医杂著》，是其在广东布政司任内完成的；一代名医张景岳的《景岳全书》，在粤地一再印行传世。上述著作对岭南医学的影响很大。清代，对全国有较大影响的医家何梦瑶，被誉为『南海明珠』；儋州罗汝兰著《鼠疫汇编》，丰富了对急性传染病的诊治经验；清末，西洋医学传入我国，岭南首当其冲，出现朱沛文等主张中西汇通之医家。岭南医学的中医小儿科继续取得突出成就，在清代中期刊行了罗浮山人陈复正的《幼幼集成》后，清末又有程康圃著《儿科秘要》，由博返约，把儿科证候概括为八门（风热、急惊风、慢惊风、慢脾风、脾虚、疳积、燥火、咳嗽）；治法约以六字（平肝、补脾、泻心），举一反三，给人以极大的启发。民国时期儿科名医杨鹤龄继承程氏学说，著《儿科经验述要》。杨氏在育婴堂从十七岁起独立主诊病婴，每天巡视、处理危重病婴数次，故育婴堂可称儿童医院之雏形。他积累了丰富的治疗危重病儿的经验，后来自己开业，日诊两三百人。西医张公让曾不断观察其诊证，亦深为佩服其医术之精也！

而广东草药在清代至民国时期也得到很好的整理，名作有何克谏的《生草药性备要》、《增补食物本草备考》和萧步丹的《岭南采药录》等，为中药材增加不少岭南草药品种。

上述可见，岭南医学至清代挟其岭南之特色已达相当高的水平，但岭南医学之发展达到高峰则是在民国时期后，主要是在医学教育培养人才方面成绩突出。光绪三十二年（公元一九〇六年）广州就有医学求益社之成立，相当于今天的医学会，以文会友，每月一次。被评得第一名者，发表论文于报端。上月头名即为下一届论文的主审员，无形中开展学术之竞争。后继者有广州医学卫生社。民国后，学校教育开始举办，著名的有广东中医药专门学校与广东光汉中医专门学校，均为岭南中医学界培养了许多人才。虽然民国时期受国民党政府消灭中医的压迫，但岭南医学学术仍然日益繁荣，影响至香港和东南亚一带。中医药为岭南人民健康事业立下了不朽的功勋。

回顾岭南医学发展的脉络，晋代中原移民，带来的先进医术与岭南地区医药相结合；宋代以后，长江流域的医药学术带入岭南，又促进岭南医药学的发展，加上自身的成就，岭南医药学成为有浓郁的岭南特色的医药学派。历史同时也表明，医药事业与地区社会经济发展状况紧密相关。当代广东改革开放已先行多年，经济文化各方面都打下了厚实的基础，在有力的政策推动下，聚集人才。可以寄望今后，岭南中医药学必将产生飞跃的发展，实现中医药强省的目标。

二

研究地方医药学，其实也是为中医药学事业整体作贡献。自一九七七年美国恩格尔教授提出医学模式理论以来，西方医学正在由『生物医学模式』向『生物—心理—社会』医学模式转变。其实我国传统医学一开始就重视心理、环境因素，中医药学研究还不能脱离地理环境、社会环境、个人体质、时间因素，故应该因时、因地、因人制宜地去研究疾病预防和治疗。

对于环境与人类社会的关系，古今中外都有过各种讨论。我国伟大的历史学家司马迁，在《史记》中分别论述了四个主要经济区域与人的性格和社会风俗的关系。西方的亚里士多德也将地理环境与政治制度相联系，认为地理位置、气候、土壤等影响个别民族特征与社会性质。德国哲学家黑格尔的《历史哲学》也将地理环境看作是精神的舞台，认为是历史的『主要的而且必要的基础』，不同的环境会有不同的历史进程。至于自然科学，虽然研究的是事物普遍的客观规律，但科学也具有社会性的一面，客观规律在实际应用中总是有着对特定时间、地点与人群的针对性，不同地区的客观条件也对科学实践与发展有不同程度的影响。

医学既属于自然科学，又具有很强的社会性。医学技术的基本规律是一致的，但其实际应用必须考虑到个体的特点。中医自古以来就深刻地认识到这一点，注意地理环境、气候与人的体质对疾病和医药的影响，提出了『因时制宜、因地制宜、因人制宜』的原则。唐代《千金要方》指出：『凡用药，皆随土地所宜，江南岭表，其地暑湿，其人肌肤薄脆，腠理开疏，用药轻省，关中河北，土地刚燥，其人皮肤坚硬，腠理闭塞，用药重复。』就是具体的例子。

我国幅员辽阔，由于地理环境的差异和历史上开发的先后，各个地区医学发展水平不一。而每一个地区医学水平的提高，往往也充实了中医药学理论的实际内涵。元代朱丹溪对南方人体质和疾病的认识，就很好地补充了此前以北方经验为主的医疗知识。明清时期江南瘟疫流行，又促使了温病学派的形成。岭南地区的气候、地理环境和疾病谱也有特殊性，药材资源又相当丰富，若加以认真研究，完全有可能产生创新性理论。每一个地区中医药特点的形成，必然是对传统医学理论的继承性与实际运用的创造性相结合的结果。小的突破，至少丰富了中医临床的风格，增加了地方性的应用经验；大的突破，有可能形成新学说，带来整体性的变革。所以，研究地方医药学，其意义同样是相当深远的。

三

现代中医药研究，必须坚持以临床为出发点。近代岭南有许多临床水平出众的名医，饮誉国内外。现代岭南中医药发展应继承这一良好传统，抓好临床学术的传承。建设中医药强省的文件中很重视对名医学术的整理和对基层中医的培训，是十分有远见的。本套《文库》也注重对当代名中医学术经验的整理，这种整理就是学术传承的一种方式，并可为更多临床中医提供参考。

另外，岭南中医药的发展也应加强理论的研究。岭南医学发展历程如果横向比较，有全国影响或有重大突破的中医学理论著作还是不多的。这也许与以前岭南远离北方的传统政治文化中心有关。但在学术交流频繁、信息渠道通畅的今天，要想中医药理论有大的发展，关键还是要加强研究，提高水平，要对临床经验进行凝练和升华，对中医药理论进行务实的思考。近年，我们提出的『五脏相关学说』就在全国引起较大的反响，并被纳入国家『九七三』计划中医药理论基础研究专项。在处于思想解放前沿的广东，完全应该迈出更大的步伐，促进中医药理论的现代化。

现代中医药的研究，又完全可以应用最新科学技术。葛洪《肘后备急方》记载的青蒿治疗疟疾，经过多年的不断研究实践，目前已发展成为世界最先进的抗疟新药。中医药治疗艾滋病、SARS，在临床有效的基础上，对其机制的深入研究有助于阐明其科学原理。但这种研究必须坚持中医药学主体性和中医药理论的主导性。

同样，现代中医药的发展也离不开产业的支持。广东中药产业有着非常好的基础，中药的种植和中成药的生产销售成为许多地方的支柱产业之一。正像民国时期创立广东中医药专门学校的前辈所说：『中国天然之药产，岁值万万（现在已远不止此数了），民生国课，多给于斯。』产业的发展既带动了地方经济，又为中医药的研究提供了良好的条件。研究中医药产业的发展策略，也是重要的课题。

《文库》囊括了前述各方面。这些学术、临床、科研及产业等的成果和经验得以系统整理出版，是岭南中医药界的盛事。岭南先贤梁启超先生诗云：『世纪开新幕，风潮集远洋。』相信《文库》能以海纳百川的气魄，汇集新知，刊布精义，成为二十一世纪岭南中医药腾飞的基石！是为序。

二〇〇八年四月

前言

岭南医籍，自晋代葛洪以降，层叠累积。至明清，卷帙渐增，名家辈出，逐渐形成了岭南医学源于中土，又有别于中土的流派特征。岭南医药的文献遗存，更成为深入研究岭南医药学的重要基础。据郭蔼春《中国分省医籍考》，现存广东省（含今海南省）医籍一百九十一种，广西壮族自治区共录医籍六十一种。两者合计共二百五十二种，与江苏省的一千四百五十四种和浙江省的一千一百一十二种相比，体现了岭南医家重实干而少著述的特点，传世医籍尤显珍贵。这些古籍历经百年沧桑，保存状况日益恶化，亟待系统地整理、编选、影印出版，以发潜德之幽光，启来哲之通路。

要推陈出新，须先古为今用。学术研究的发展离不开对前代旧籍的研究整理，中国历来有盛世整理前代文献、古籍，重刊典籍的传统。河平三年（公元前二六年），西汉政局甫定，成帝即命光禄大夫刘向等广收旧典，编校诸子篇籍，先秦文献传之后世，盖始于此。而医书、方技，幸列其中。至赵宋建元，更设『校正医书局』专司此事。新中国成立及至改革开放，文化部和国家中医药管理局虽然先后组织整理再版了一些重要文献，但限于条件，种类不多。二〇〇五年，广东省委、省政府提出要将广东建成『中医药强省』，并将岭南医药文献的研究、整理、出版提上日程。中医药发展恰逢盛世，值此中华民族伟大复兴的清明盛世，整理编印岭南医学文献正当其时。选编者本『继绝存真，传本扬学』宗旨，延聘有关专家共襄盛举，将分藏于各地具有学术研究价值和珍贵文物价值的岭南中医药典籍，有计划地利用现代印刷技术复制，以飨后学。

此次编选出版岭南医学典籍，同人等力求甄选，真实反映岭南中医药学各学科门类学术发展的典籍，呈现典籍原貌，并对各典籍的出版、馆藏、主要学术思想和突出贡献等进行初步介绍，使之既符合古籍整理的常规，复兼顾中医药典籍的特点，仅作部分技术处理，俾存古人之旧。

由于历史原因，岭南医药典籍散布各地，同人等虽力求掌握每种版本的全面情况，确保编选质量，惟卷帙浩繁，遗漏、纰缪之处在所难免，尚望方家指教，以待来者。

李　剑

二〇〇八年十一月

影印说明

《时疫核标蛇症治法》，清末李守中编，高超愚出资刊印。李守中，籍履未详，据本书内容及用词遣字分析，似粤人；高超愚，字卓樵，顺德人，生平不详，约生活于清末民初间。他为《时疫核标蛇症治法》所做序文云：李守中『得湖南唐君所传治核及标蛇各法，后复得闽中汪君、里人范君各法，于是治是症每多见效』，因其与高超愚友善，故将其法编写成书付于高氏。高氏以其『篇中所述详明，人持之可以为法』，故付梓，『俾我粤中遇是病出，不致茫无措手』。高超愚除出资刊印外，还可能进行了编辑和整理，《时疫核标蛇症治法》正文简略，仅两千字左右，高超愚在序文中以『半帙』称，或系李守中原书只是对民间治法进行简单记录，经高超愚润色方才成书；且书后附经验良方二十九则，为高超愚所辑，前后笔风类同。

《时疫核标蛇症治法》正文分『时疫核症治法』及『标蛇症治法』两篇。核症，即腺鼠疫，由于它以淋巴结肿大为主要症状，故多以『核』命名当时流传的鼠疫，如『核症』、『疫核』、『恶核』、『核瘟』等。本书『时疫核症治法』篇名下注释：『此症本名鼠疬，因症系感地毒而成，故将有是症出，鼠多先死故也。』鼠疬，一般指瘰疬，并非鼠疫，但本书把核症与死鼠的状况相联系，无疑是指鼠疫。

标蛇症，少见于正式记载，南方民间常见痧症中有一种标蛇痧，其诊断方法是以右手中指指背用力划刮患者背部或胸部肌肤，凡起蛇状紫黑色粗线者即为『标蛇痧』；岭南或把以淋巴结肿大为临床表现的急性病统称为标蛇症。『标蛇症治法』篇名下的注释说：『标蛇症，实痧症之一，又名标痧。』书中描述标蛇的症状：『于胸上两边横骨下之软处，用手指顶之，应手凸起者是，』这可能是指肿大的淋巴结。另外还说，『曲食指之节令成角，在横骨下用力划之，有肉一条应手标（标：广东方言，凸起，突出之意）起，故名标蛇』。此外，广东亦有称鼠疫为标蛇的记载，林庆铨《时疫辨》卷三『瓜瓤瘟』条目下注云：『此症与疙瘩病相同，治亦相同，近来呼为标蛇者即此。』『疙瘩瘟，即今之鼠疫也』。《杂病源流犀烛·瘟疫源流》云：『瓜瓤瘟，胸高胁起，呕血如汁是也。』此为肺鼠疫症状。上海《申报》一八九四年五月二十五日关于广东鼠疫疫情的报道中说：『当疫症初起时，身上生一恶核，大如青梅，小如绿豆，……此名标蛇症。』当时有广东民间游医以治标蛇方法治疗鼠疫的记载，方法是弯曲两指钳遍身经穴，称为捉蛇。本书编者云：『近年来染核症者，多兼标蛇。』因其病状与核症仿佛，治法亦相似，故将治标蛇之法与治核症法共列，因此，本书所指标蛇症，主要是民间所说的标蛇痧或者是其他有淋巴结肿大表现的疾病，但也可能是鼠疫的不同症状表现。

本书治疗鼠疫主要是针对体表之核施以外治，包括钳痧、针刺、拔竹罐、放血和药物搽敷。操作方法是『以中食二指，将核之皮面钳红，然后取玻璃针尖刺之。约刺数下即可。须先预备小竹筒一个，大铜钱一文，用纸包之，捻成一马蹄形，以油湿其蒂，待刺见血后，急用火燃着其蒂，置于核上，然后以竹筒之口将火盖紧，用手扶住，勿令泄气，于是将核内之血吸出，约片刻即可启筒，将血拭去』。然后用酒调熊胆搽之，干则再搽，务令常湿，须留刺口不搽，使毒气可以外泄，再使用敷核散外敷。本书对针刺手法、部位、深浅、宜忌、用具等论述详细，强调针刺部位和深浅要根据结核的状态决定，长者刺之头，圆者刺其中；软者浅刺即可，硬者则须深刺。将鼠疫与瘰疬进行区分，认为核紧粘于骨不能抓起者，为瘰疬，不宜刺，然而『如核已肿大痛极，虽不能抓起亦系时疫阳症，可刺』，并指出核在耳下者不宜针。根据针刺深浅选用不同针灸用具，浅者，宜用玻璃针，『使其不甚痛楚也』；深者，宜用银针，因恐玻璃针刺口大，难以止血，书中有玻璃针制作方法的详细说明，针刺用具中极少见使用玻璃材质，可谓创举。

治疗标蛇症的方法与治疗鼠疫相似：确诊为标蛇症后，可将食指弯曲成角，在胸上横骨下用力刮划，会有肉一条隆起，以玻璃针刺其最凸出之处，以小竹筒吸血，手法与治核相同；同时在胸前、腋边、肩尖各处用拇指顶之，如有凸起，即用手指揉之；并将颈旁及喉下之痧钳出。此法与壮医治疗标蛇痧的方法相似。

本书提出：『核症与标蛇症，固因感天地不正之气而成，然必由平日喜食热毒肥腻煎炒而致，盖食之日久，热毒结于脏腑，一感天地邪气，则里应外合而发矣……况粤中之水土，其热过于他省耶。而油炸之物，粤人最喜食之，故病不发则已，发则多难治。』是对鼠疫病因的一个新学说。在饮食禁忌方面，提出鼠疫病人宜食黎洞薯、镜粉、麦粉，忌食米气，不可食粥饭，这种观点与黎佩兰、梁达樵等广东医家相合。

中医治疗鼠疫一直强调内外并治，外敷方不胜枚举，现代医学中仍采用抗菌药物外敷肿大淋巴结的方法治疗鼠疫，可见药物外敷确实具有科学性。至于针灸放血治疗鼠疫，在《杂病源流犀烛·瘟疫源流》中有如下记载：『疙瘩瘟，发块如瘤，遍身流走，旦发夕死是也，急宜用三棱针刺入委中三分，出血，服人中黄散。』《鼠疫汇编》、《时疫辨》中也都提及治疗鼠疫要刺核放血，但皆不及本书论述详尽。针刺放血疗法治疗鼠疫的机制从中医角度来看，是因其有疏通经脉、祛瘀散结、促邪外出的功效；现代医学解释为，针刺除调节全身免疫功能，其刺核放血可以减少淋巴结、血肿部位菌群密度与血管栓塞，从而减轻这些病菌释放的内外毒素，可能为救治成功创造条件，利于急救。正如《时疫核标蛇症治法·序》中所言：『善用外治，则法捷而效速，且鲜误治之弊，再服内症之药，则病易除。』编者对外治疗效极有信心，认为内服不拘定方，『盖有外治之法，则病已减去大半矣』。史料反映外治法在治疗鼠疫时确实也表现出很好的疗效，据前引《申报》同则报道记载，鼠疫流行时，『药石均无所用，惟施以针炙或可挽回。……有客籍李某，偶至城中购物，见道旁垂毙者，试为医治，无不应手奏效。……李操术甚神，施以刀圭，其病若失，凡目击身受者，皆啧啧称羡不置』。

鼠疫在十九世纪六、七十年代进入广东，一八九四年前后有一次大流行，至一九五二年方才完全平息，历时八十年之久，疫情遍及全省，曾造成社会秩序混乱和民众的极大恐慌。『常有宴饮之际，席未终而身已亡；

谈笑之余，音尚存而魂已散』。《申报》一八九四年五月二十一日报道，其间，岭南医家锐意自任，以救人济世为天职，虽然鼠疫治疗『前无所仿，后无所依』，仍然大胆地探索治疗方法，为消除疫情做出了不懈努力。《时疫核标蛇症治法》应是其中重要成果之一。本书主要介绍治疗鼠疫的外治疗法，实践证明确有实效；语言浅显易懂，描述清晰详尽；具有极强的操作性，极易普及。可以为现代治疗鼠疫提供新思路。

标蛇症，为民间习见的痧症，尤多发于医疗条件落后的农村。中医的痧症名目繁多，其中很多在现代医学中没有相对应的病名，可以说，现代医学对痧症的研究还不充分，人们主要靠民间口耳相传的经验疗法来进行治疗，本书中提出的标蛇症治法，是经过民间长期实践的治疗标蛇痧有效方法，如果能采用现代医学手段，对其进行临床和实验研究，对治疗痧症，减轻患者痛苦具有重要意义。综上，本书不仅具有学术史研究价值，也具有极大的现实意义。

《时疫核标蛇症治法》仅有一个版本，为清宣统元年（一九〇九年）广州十七甫澄天阁石印本，据一九九一年版《全国中医图书联合目录》著录为海内孤本，现收藏于广东省立中山图书馆，现据其影印出版。

张晓红

时疫核标蛇症治法

清·李守中 编

据广东省立中山图书馆馆藏清宣统元年（一九〇九年）广州十七甫澄天阁石印本影印

尝度摆蛇浇冷

顺庆高速想书

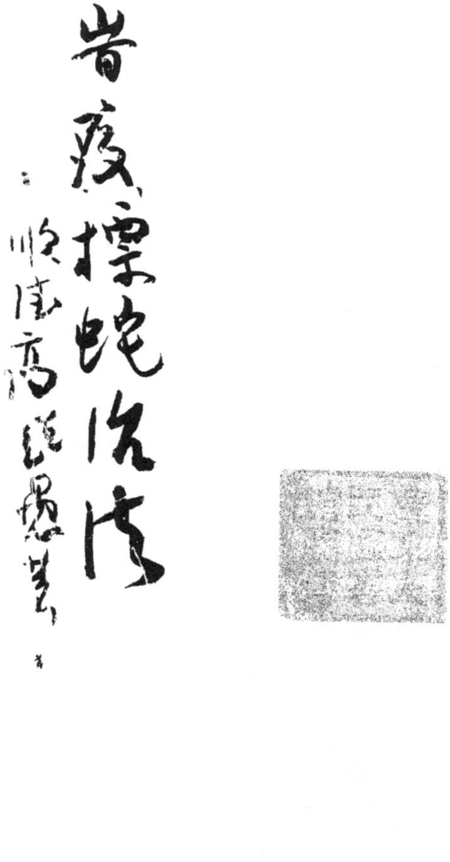

内附經驗良方

旹疫核標蛇症治法

廣州順邑高超愚卓樵氏印送

羊城十七甫澄天閣影版石印

樂善君子翻印

廣傳功德無量

宣統元年冬月點石校印

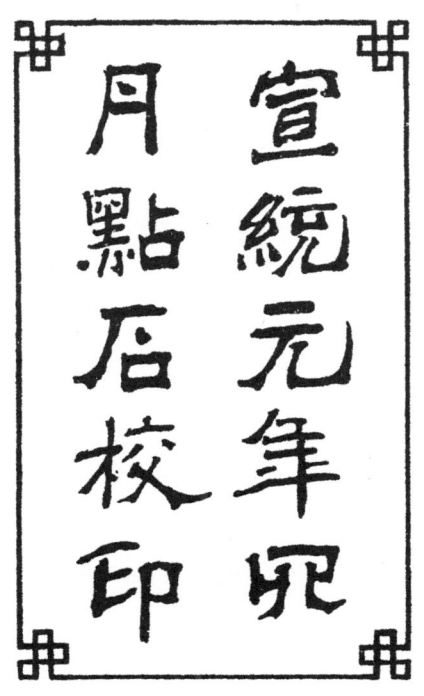

序

近年時疫、核症爲多、初起時不甚辛苦、故人多玩視之、及其發作、則勢甚危急、欲覓醫士、未得其人、而病者已逝、或雖延醫、藥未服而症已變、蓋購藥而煎、多延時刻、故藥不合、則不能再延他醫也、若用外治、則法捷而效速、且鮮誤治之弊、再服內症之藥、則病易除、故挽回者甚多也、若病初起、則內外並治、症雖險惡、而治者無不致手慌足亂也、友人李君守中、伊得湖南唐君所傳治核及標挖各法、後復得閩中汪君、

廣州順邑高超懸卓樵氏印送

里人范君各法、於是治是症每多見效、伊與愚友善、因將其外治各法、編成半帙、書付於愚、篇中所叙詳明、人得之可以為法、愚亦敢秘為己有、故將是帙付梓、俾我粵中遇是症者、不致茫無措手云、時

宣統元年閏二月

順德高超愚卓樵甫謹識

臣高超愚

卓樵居士

羊城十七甫澄天閣影版石印

時疫核症治法

此症本名鼠瘟、因症係感地毒而成、故將有是症出鼠多先死故也、外省人呼為瘍子症、

時疫之核。必生於頸邊、腋間、腿罅、數處。間有在耳下者。染此症者、多發燒熱、頭必刺痛、或心翳、腳倦。不速治之、最易傷人。治法以中食二指、將核之皮面鉗紅。鉗時須屈中食二指之節方可、然後取玻璃針尖刺之。取玻璃針之法見下約刺數下即可。不用深刺、見微有血出便合、須先預備小竹筒一個。形如米筒、口濶約一寸三四分即合、大銅錢一文、用紙包之、捻成一馬蹄形。馬蹄即荸薺、此粵人之俗呼也、以油溼其蒂。待刺見血後、急用火燃着其蒂、置於核上。然後以竹筒之口、將火蓋緊。用手扶住、勿令洩氣。於是將核內之血吸出。約片刻即可啟筒。啟筒之法、用一指在筒邊按之、則筒內之氣洩出、其筒自脫、將血拭去。用熊膽開好酒搽之。留刺口不搽、使核之毒氣從此洩出也。再用敷核散搽之。散方見於後乾則再搽、務令常溼乃妙。刺核時、須

視其形之長圓。長者刺其頭。頭必畧凸起尖而向上圓者刺其中。至刺之深淺、則視核之軟硬。軟者刺淺即見血。硬者則非深不見也。如用筒吸其血、而血出太微。可再刺數下。仍用筒吸之。若頸邊、腋間、腿罅、俱有者。須並刺之。病重者一次未愈。可再刺一二遍。但未刺之前。須將核之陰陽辨之。其核浮肉上能抓而起者。其性屬陽、為時疫、宜刺。如其核緊粘於骨、不能抓起者、為痰癧。其症屬陰。刺之反傷人。蓋治法與此不同也。如核已腫大痛極。雖不能抓起、亦係時疫陽症、可刺。蓋痰癧無腫大痛極也。若其核已結成一魂。刺而吸之無血出者。宜用尖銀針、向核之邊深刺之。用手指捻按有水出則用紙拭去。四圍俱刺、則核自軟。再刺核中、必有血出。俟血出將有小半酒杯、即可止其血。止血之法、用紙濕冷水敷刺處即止。血出不宜太多。恐愈後難以調補也。刺之淺者、宜用玻璃針。使其不甚痛楚也。刺之深者、宜用銀針。恐刺口濶難以止血也。核在耳下者不宜針。用散敷之即可。或用熟烟屎搽之、亦妙。病者須戒口。宜食黎洞薯。或鏡粉。麥粉。忌食米氣。不可食粥飯。近年染核症者多兼標蛇。茲將治標蛇之法、並列於後。惟內服之藥、俱難預擬。下所擬各品、為不精內治者而設。非梗法也。

黎洞薯用隔年舊薯方合取其無膠不滯

敷核散方

核症方最多、此特較勝並能治惡毒大瘡、不可輕視、

雄黃精五錢　生南星壹兩　生川芎壹兩　川連五錢　硼砂壹兩

生軍壹兩　大戟叁錢　神砂弍錢　硫黃五錢　青黛壹兩　麝香四分

廣州順邑高超愚草根氏印送

右藥爲幼末。用苦瓜汁開搽。或七水涼水皆可。忌食。ソ丶口。

取玻璃針法

至鏡店覓不厚不薄之玻璃一塊。用界玻璃之鑽石針、照下所畫之式劃之。用手拗落即成針。初拗時針尖有兩角。須將鈍邊之角、用鉄刮去。則尖邊之角愈尖矣。用針刺時、須正落正起。其針尖自不斷。

劃玻璃針式

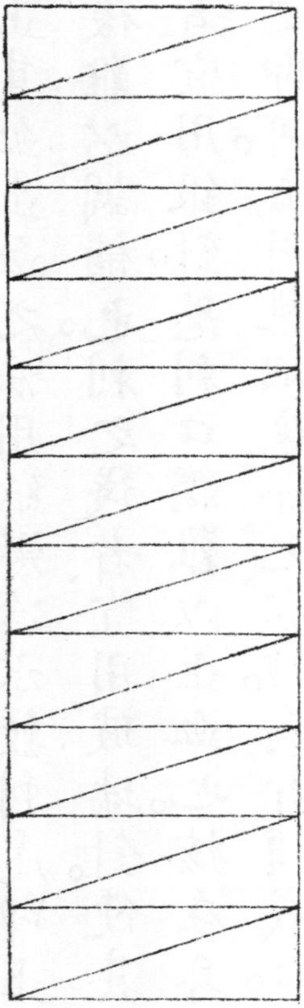

標蛇症治法

標蛇症實痧症之一、又名標痧、

標蛇症、其病狀與核症畧相似。故染核症者多兼之。亦有單染標蛇而無核者。驗其症之是否、可於胸上兩邊橫骨下之軟處用手指頂之。應手凸起者是。可曲食指之節令成角。在橫骨下用力劃之、有肉一條應手標起。故名曰標蛇。即以玻璃針刺其最凸之處。仍用小竹筒吸其血出。如治核一般。再於胸前、腋邊、肩尖、用拇指頂之。如凸起、即用其指揉之。旋頂旋揉。以多為妙。並宜將頸旁及喉下之痧、鉗而出之更好。症重則痧過背。兩胛骨邊皆有痧。胛骨在背之兩旁、俗呼為飯匙骨。並宜以指頂之。見凸即揉。或鉗之。使其痧出外也。

按標蛇症甚惡。須放血鉗揉方可。否則用藥雖合、亦難收效。其症與核症、彷彿相同。故治法亦相似。初起時俱易治。久則難效。而内服之方、俱難預擬。大概宜用解毒散熱、涼血、除痰、開心竅之品。如人中黃、忍冬、牛子、枝子、西紅花、紫草、蒲公英、花粉、貝母、連喬、鬱金、石菖蒲、（此二味性躁不宜多用須視臟腑之寒熱而損益之）牛黃、寮凋竹、（寮凋竹又為治蛇咬傷之要藥、靖遠街生草葯店有賣）板藍根、靛葉、馬勃之類。核在頸者宜靛葉。在腋宜連喬、蒲公英。在腿髀宜花粉、板藍根。此又因病在上中下而分之也。如精内治者、另用他藥亦可。蓋有外治之法、則病已減去大半矣。

凡生核與標蛇、及各急症。當危急時、病人倒地、不醒人事、法當拉兩脅下之大筋數下。（其筋在脅下折腰處肉内八九分之間、可用大中食三指捻而採之自見、既見則捻實其筋拉之、）則病人醒回。然後再按症治之。此救急之良法也。

羊城十七甫澄天閣影版石印

再按核症與標蛇症、固因感天地不正之氣而成。然必由平日喜食熱毒肥膩煎炒而致。蓋食之日久、熱毒結於臟腑。一感天地邪氣、則裏應外合而發矣。否則雖感邪氣、亦不致沉重。治之亦易為力。緣天地之邪氣、人感之甚微。非腹內有熱毒、與之相激。而發何致傷人如是之速。譬之有火藥在室。一星之火飛入、則轟而起。若無火藥、雖特意焚之、亦有時不燃也。吾願世之愛身命者、節飲食、寡色慾、以保其天年。復正其本心、時時警惕以防之、則邪氣自難侵犯矣。諺云、病從口入、此語最為切實。夫甘脆肥濃、腐腸之藥。前賢已有明訓。持人不省察之耳。夫食物之弊、多在煎炒。色焦黑者為最、黃者次之。況粵中之水土、其熱過於他省耶。而油炸之物、粤人最喜食之。故病不發則已。發則多難治。或曰、人有最嗜食熱物。終其身不發熱症者此何說。不知其人先天本虛弱、臟腑復寒極而然。盖千人中無一二者也。若以常人論之。則少壯者歲中恒服數十次涼藥。否則發熱症。此可知其為食熱物積為病者也。若非多食熱物。病從何而來哉。

附錄經驗良方

治搭手癰疽偏正對口瘡背癰諸般惡毒大瘡神效方

此瘡初起甚小。漸漸闊而不高。或生成蓮蓬等樣。四圍堅實。疼痛異常。倘不敷治。若蔓延至脊背下。則危矣。其治法、必使堅實處盡化腐肉。再生新肌。每日敷藥三四次。初敷此藥。或有嘔痰、無恐。○

○敷方用藥列後○○乾葱頭四兩蜜糖四兩三黃散壹兩灰麪叁兩梘水拾斤將葱頭衣根鬚摘淨。用沙盤擂至極爛。後將蜜糖。三黃散、灰麪、梘水、和勻。瓦礶儎之。葢密、用鑊隔水燉兩點鐘久。○

○先將頭髮灰。開菜油。搽患處。其煆頭髮灰之法。用新瓦一塊。放在炭火紅爐上。將頭髮洗淨。放在瓦上煆透。研碎、再放瓦上。用炭火紅爐。再煅兩點鐘久。待凍、研極細末。放地上去其火氣。然後用生菜油、或茶油。開成薄漿糊一樣。用鴨毛搽四圍紅腫處。使潰口不能再大。但潰口處。不可盡搽。務留一口。以出毒氣。再將葱頭等藥燉熱。用沙紙開成膏藥樣。趁和暖敷患處。一日換兩三次。另用金銀花、甘草節、防風、歸尾等分。隨時煎水。洗去膿水。先搽後敷。開藥則照潰口之大小貼之。若患處見起黃色。則不宜洗動。倘用完一服。照法再製。要敷至潰口將平。膿水既盡。則專用髮灰開油搽之。便能生肌。不用再貼膏藥。因恐膏藥貼住。難以生皮也。○○再此症初起時。宜服仙方活命飲數劑。俾先清內毒。切勿悞投補劑。恐逼散於四肢。反更難治。慎之。自瘡潰後。宜服補劑。以扶元氣。

羊城十七甫澄天閣影版石印

醫案

此乃梁君朗謙、祖傳屢驗方、曩客上洋、在裕安堂、約同家伯高翊臣、先後印送、迨甲辰年、家伯返粤、後于乙巳二月七日、起一對口瘡、略為偏些、初如菉荳、不甚腫痛、至十日後漸大如蓮蓬、寢食痛苦、諸醫皆用參附等補藥、連服未效、愈大愈痛、瘡口徑六七寸、肉腐見骨、如是月餘、幾至不治、幸四月初旬、羅君芷香、自上洋歸、訪家伯話舊、談及此方、遍搜行篋、僅得前方一紙、爰依方製治、十餘日、胃强而新肌生、惟尚留一小吼、仍然連日敷以髮灰、至七月痊愈矣、

至此方藥物雖屬平常、然愈王道、愈神奇、曾經屢驗、特為傳播、樂善君子、幸廣傳之、

廣州順邑高超愚卓樵氏印送

經驗通乳奇方

此方神效異常。不可思議。凡產後無乳者。連服三貼。即能有乳。即婦人之曾產子者。不論隔十年、廿餘年。能服此方三劑。均能有乳。曾有老婦因孫失母。連服此方三劑。覆睡一夜。乳即通、而孫可哺矣。爰廣傳之。以免嬰兒失乳之患也。

謹將藥方列後

通紙 弍錢　川木瓜 壹錢半　大歸身 三錢　川芎 弍錢

山甲 弍錢 打炒　茯苓 弍錢　留行 五錢

共藥七味、淨水煎好、去藥渣、取湯、和大醋煲豬腩肉弍両、鯿魚十両、芝蔴、荳腐、每四文、連湯并渣俱食、連食三劑、大有奇功也、

羊城十七甫澄天閣影版石印

黃腫方

程明允軒傳

蒲蘆瓜核。四十九粒、槌爛、和飯米再槌爛、撚成条子塞鼻孔、塞左留右、塞右留左、使黃水流盡、其腫自消、後再用補藥調理自愈、

氣虛呃逆方

此大症也、世人每每忽畧、故創此方、

川芎壹錢　白朮三錢　紅花五分　防黨三錢　當歸三錢

川麝香五厘　淨水煎服

小兒麻痘疳積上眼並起膜方

生顛茄子。數枚、取仁、慢火炒乾、研末、蒸豬肉食之、三兩次愈、

閉經方

土鯪魚胆。七枚、取汁、酒冲服、良效、

乳瘡方

白欖。數枚、存性煅研細末、去火氣、用蔴油調油紙上、貼之、數換愈、

小兒慢驚水瀉雖危可救方

生雞。一只、縛定足翼、向末尾背上處、去毛寸許、以小刀順手劃開、深三分長寸許、先用正川麝香。一錢五分、掺肚臍上、着小兒仰卧、再以手握生雞將劃開處緊貼肚臍麝香之中、久之、自然吸出臍風、小兒得納生氣而活、此人畜兩存之法也、否則用生雞剖開、覆肚臍麝香之上、連換三兩雞、亦妙、

蘇癆良方 又名月裏傷

木槵樹葉。四兩、煲猪瘦肉湯食之、數次即愈、

喉症方

川麝香壹分　正辰砂五分　大梅片壹分　五棓子五分

牙硝五分　硼砂五分　白矾五分　研極細末、清水調搽患處、

氣痛簡便方

水魚。一隻、乾劏、獨取全副腸臟、去胆、琢爛、用鑊煎透、煮酒、去渣飲酒、三兩次斷根、

橫生逆產方

用艾。炙產婦左脚小指尖、即安、

溺水方

急用小牙皂。七錢、為末、擠入糞門內、再以火炙肚臍、即愈、

痧淋血淋方

新鮮製麥芽糖發不出之麥。約取二三兩、用童便幾碗、煮透攤凍、如是者連煮三次、飲之即愈、

自汗不止方

用十全大補藥。加冬桑葉五分。仝煎服即愈。真妙不可言也。

纏身蛇及蛇頭纏指方

硫黃十文　紅黃十文　佗生八文　正川連五十文

正梅片百文　古月粉四文

右藥共為細末、以白花蟛蜞葉。擂爛揸汁開搽、如難覓、用聖水開搽亦得、日搽數十次、勿間斷至要、　如係蛇頭纏指、用豬胆入葯

汁內、套指頭見熱頻換、即愈、

臭田螺獨步方　不論手脚爛到臭不可聞者是也　並治脚板生沙虫俱妙

正公烟壹錢　紅花四文　夷茶末三文　以最薄之潮州小瓦砵、裝藥加雙蒸酒、向燈頭火上煮成糊、搽患處奇效、

回大小陽瘡方

初起用蟾酥。磨水、日塗數次即回、　又方　紅黃精壹錢　大黃壹錢　夷茶末五分　正川麝香五厘　正梅片壹分　清水調搽即回

小兒胎毒爛頭方

枯矾三錢　五棓子五錢　黃丹三錢　鉛粉壹錢　白芷三錢　花椒壹錢　硃砂壹錢　共為極細末、蔴油開搽、未搽葯之前、

先用青葯花椒茶仔京芥各少許煎濃湯洗淨爛頭然後用雞蛋四只攪爛加香料三文視爛頭之大小將蛋煎成薄餅三塊先煎一塊待和暖時覆在小兒頭上以布扎緊候凍去之再煎再覆如是三次使蟣聞香盡出入於蛋塊之上隨即用蔴油開葯末搽之數次奇效

治小產方 馬雲湖太史傳李梓朋先生述

豬肚棉四兩。即絲綿煅灰存性平時隨意服盡可以斷根

哮喘方 即蝦氣

用雞子。及雞腮袋。煮酒食之數次斷根

飛蛇瘡方

用熱烟筒內之烟油。搽之立愈、 此瘡每生小兒頭上、初起如核、頂刻大如桃、乃是危症、須急治之、

撞紅方

血見愁。一二兩、煲猪瘦肉食之、極驗、

糞後紅方

木棉樹皮。俗用、去釘及粗皮取白者合用 猪瘦肉。四兩、同煲、盡飲其湯、數次即愈、

痢症方 李君梓朋傳

青色蒲桃。用鹽醃乾藏好、用時取六個、煲粥食必效、或用茭笋乾。煲粥食之亦妙、

廣州順邑[illegible]

閉口痢方

木別子。七個、川麝香。七厘、用糯米粉整成餅、中開一吼、藏葯在内鋪於肚臍上、用銅壳載紅炭熨之、即愈、

婦人血崩不止方

生薑。搥爛、用酒煑熱、以布包在陰户外、凍即換、連換數次立止、

黄食方

鷄骨香。五錢、取細葉為佳、煲豬瘦肉、食三四次必效、

滚水傷方

青葯。白糖。二味搗爛、視傷之大小酌用、飲其汁、敷其渣、甚效